Hatin

MÉMOIRE

SUR UN

NOUVEAU PROCÉDÉ

POUR L'AMPUTATION

DU COL DE LA MATRICE,

DANS LES AFFECTIONS CANCÉREUSES,

AVEC UNE PLANCHE REPRÉSENTANT LES INSTRUMENTS NÉCESSAIRES A L'OPÉRATION;

PAR JULES HATIN,

DOCTEUR EN MÉDECINE DE LA FACULTÉ DE PARIS,

Professeur particulier d'accouchements, et des maladies des femmes et des enfants, ex-chirurgien interne de 1re classe des hôpitaux, etc.

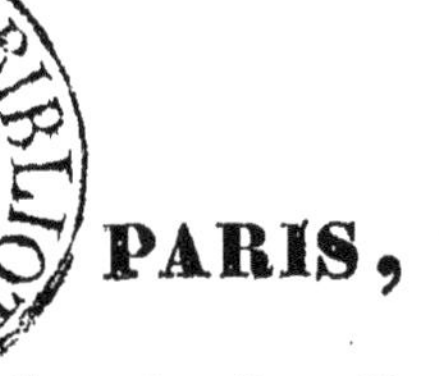

PARIS,

CHEZ L'AUTEUR, Rue des Coquilles, n° 2;
Mme AUGER-MÉQUIGNON, Rue de l'École de Médecine, n° 4;
BÉCHET, Place de l'École de Médecine.

1827.

IMPRIMERIE D'HIPPOLYTE TILLIARD,
Rue de la Harpe, n° 78.

INTRODUCTION.

Si, dans l'instant où j'écris, tout mon temps n'était point absorbé par les nombreux travaux d'un long et pénible concours [1], je me serais livré à quelques considérations relatives au sujet de mon Mémoire. J'aurais donné une description détaillée du col de la matrice et de ses rapports avec le péritoine et le vagin ; j'aurais fait ensuite l'histoire du cancer de la matrice et de son traitement chirurgical ; j'aurais examiné avec soin les différents procédés opératoires qui ont été mis en usage jusqu'à ce jour ; je les aurais comparés entre eux, et je serais arrivé naturellement à exposer celui qui me paraît offrir des avantages certains sur les autres. J'aurais indiqué avec détails toutes les expériences que j'ai faites pour arriver à

1 Concours pour l'agrégation (section de chirurgie et d'accouchements).

mon but, et les résultats satisfaisants que j'en ai obtenus. Mais, ne voulant distraire que le moins de temps possible de mes travaux journaliers, je me bornerai, pour l'instant, à la simple description du moyen que je propose, me réservant toutefois de revenir plus tard sur les choses que j'omets ici volontairement.

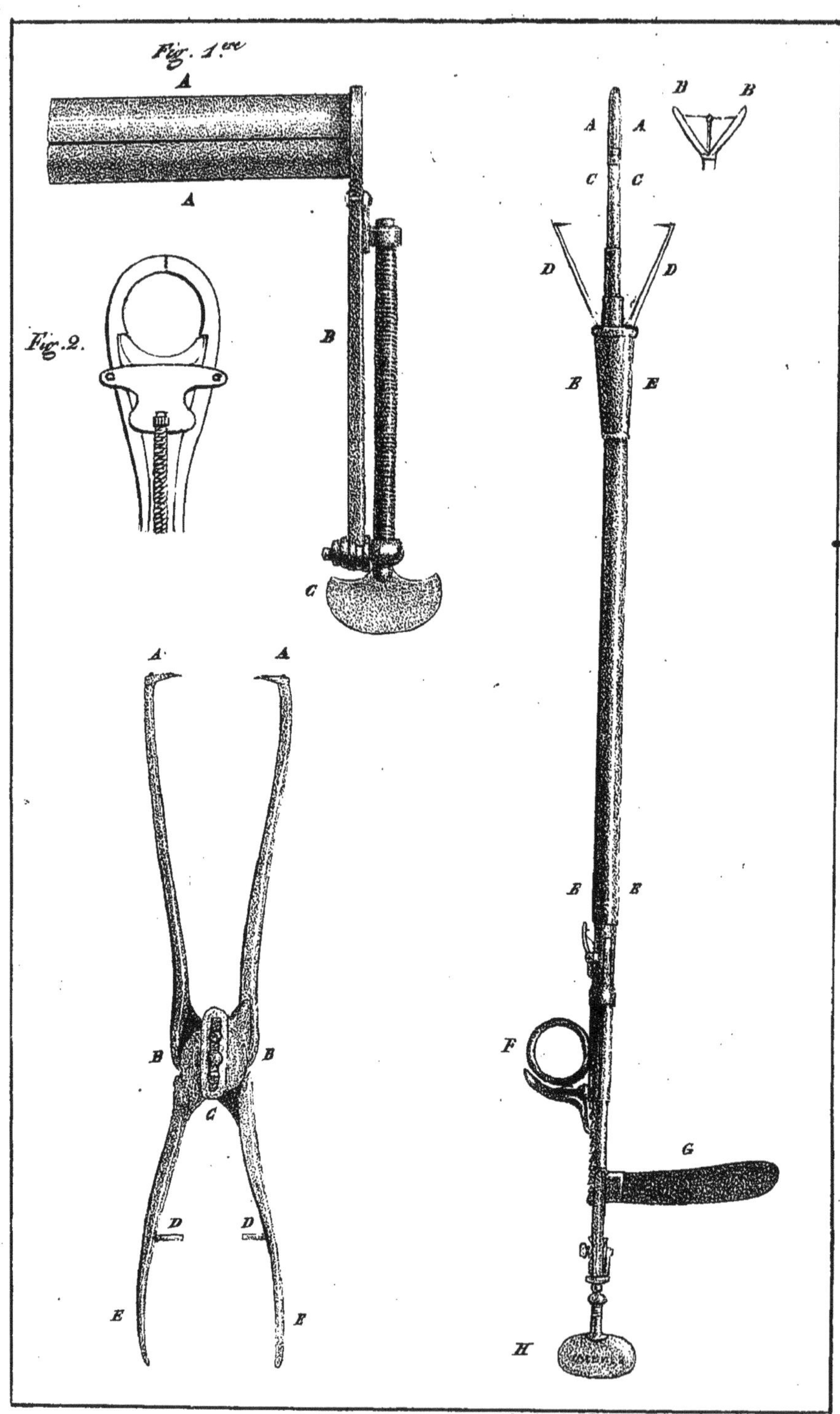

Lith. de Feillet, rue Bourbon-villeneuve, N.° 35.

NOUVEAU PROCÉDÉ

POUR L'AMPUTATION

DU COL DE LA MATRICE.

INSTRUMENTS NÉCESSAIRES POUR L'OPÉRATION[1].

Les instruments nécessaires sont au nombre de trois.

Le premier sert à dilater le vagin et à découvrir le col de la matrice : c'est un *speculum uteri* à trois branches, susceptibles d'un degré considérable d'écartement.

Le second sert à fixer la matrice et son col dans une position favorable à l'opération.

Le troisième sert à opérer la section de la partie qu'on veut séparer.

[1] Ces instruments ont été fabriqués avec toute la précision possible, par M. Weber, coutelier, passage du Commerce.

DESCRIPTION DES INSTRUMENTS PROPRES A L'OPÉRATION.

DU SPECULUM UTERI.

Le *speculum uteri* dont je me sers est un peu moins long que ceux dont on fait journellement usage; il est peu volumineux quand il est fermé; mais il est susceptible d'acquérir un très grand développement. Il est d'ailleurs composé de trois branches mues par une vis de rappel qui forme en partie le manche de l'instrument. Ce *speculum* est en acier, ce qui lui donne sur ceux d'étain, l'avantage de moins céder à la pression qu'exercent sur lui les parties qui tendent à reprendre leurs dimensions naturelles. La vis qui meut les branches, offre sur le *speculum* à charnière *(je veux parler de celui dont le corps est divisé en deux moitiés qui s'écartent par la pression qu'on opère sur le manche)* cet avantage, qu'une fois produit, l'écartement est invariable et non soumis à la force, à la dextérité et à l'attention de l'aide qui est chargé de cet instrument; enfin, il a sur le *speculum* à charnière ce troisième avantage, que la cavité qui résulte de l'écartement de ses trois branches, est presque cylindrique, tandis qu'elle est ovalaire dans le *speculum* à charnière.

DE L'INSTRUMENT PROPRE A FIXER LA MATRICE.

Cet instrument se compose de trois tiges creuses qui se reçoivent mutuellement et se meuvent l'une sur l'autre.

La plus intérieure offre à son extrémité utérine deux petites branches qui, parallèles l'une à l'autre, quand l'instrument est fermé, s'écartent par le moyen de deux autres petites branches qui deviennent transversales, lorsqu'on meut la vis qui sert à ouvrir l'instrument.

A trois lignes environ au-dessous de l'articulation de ces petites branches, existe, dans l'étendue d'un pouce environ, une virole en bois, destinée à empêcher que le tranchant de l'*utérotome* ne porte sur le fer.

A l'extrémité opposée de cette première tige, existe une vis qui ouvre et ferme l'instrument, selon qu'on fait monter ou descendre une autre tige pleine, qui remplit exactement sa cavité; en dessous de cette même extrémité existe un manche pour tenir l'instrument.

La seconde tige emboîte exactement celle que nous venons de décrire, et se meut sur elle avec facilité. A son extrémité utérine, elle présente trois crochets ouverts, qui, lorsqu'ils sont fermés fixent le col de la matrice et servent à le tendre sur son corps. J'expliquerai, en décrivant l'opération, comment s'opère cette tension du col de la matrice. A son extrémité opposée, cette seconde tige présente un anneau pour la mouvoir, et un ressort pour la fixer, quand on a obtenu le degré de tension désiré.

La troisième tige ou la plus extérieure emboîte la précédente. Son extrémité utérine, lorsqu'on la fait monter, ferme les crochets, destinés à fixer et à tendre le col de la matrice. L'extrémité opposée présente deux saillies latérales destinées à la mouvoir, et un ressort pour la fixer.

DE L'UTÉROTOME.

L'*utérotome* se compose de deux branches séparées qui se réunissent par une articulation à peu près semblable à celle du forceps. Au milieu de cette articulation, existe une ouverture pour le passage de l'instrument qui fixe la matrice. L'extrémité utérine des branches présente deux croissants qui s'entre-regardent et coupent en se rapprochant et en sciant. Ces croissants sont articulés avec le reste de l'instrument, de manière à pouvoir être changés à volonté, selon que le col offre plus ou moins de volume. Le manche de l'instrument n'offre rien de remarquable, si ce n'est deux petites lames, dont le but est de faire connaître l'instant où la section du col est complètement opérée.

DESCRIPTION DE L'OPÉRATION.

POSITION DE LA MALADE.

La malade doit être placée sur le bord de son lit, couchée sur le dos, la tête élevée, les membres abdominaux fortement écartés l'un de l'autre, les jambes fléchies sur les cuisses et celles-ci sur le bassin; le siége doit être élevé et dépasser un peu le bord du lit.

POSITION DES AIDES.

Deux aides sont chargés de maintenir les membres dans la position indiquée plus haut; un troisième doit fixer le bassin de manière à ce qu'il soit immobile.

PREMIER TEMPS DE L'OPÉRATION.

Introduction du speculum pour découvrir le col utérin, et l'isoler des parties qui l'environnent.

La malade et les aides étant convenablement disposés, l'opérateur procède à l'introduction du *speculum uteri*, qui a dû être à l'avance chauffé et enduit d'un corps gras pour en faciliter l'entrée. L'extrémité de cet instrument doit être présentée d'abord un peu obliquement, mais à mesure qu'elle pénètre on la redresse, et on la dirige dans le sens des deux axes du bassin. Arrivé au fond du vagin, le speculum doit être ouvert; et pour cela, l'opérateur tourne la vis qui produit l'écartement de ses branches. Lorsqu'il a obtenu le degré d'ouverture convenable, il confie le manche de l'instrument à un aide qui doit le tenir dans une situation fixe.

DEUXIÈME TEMPS DE L'OPÉRATION.

Introduction de l'instrument qui sert à maintenir le corps et le col de la matrice dans une position favorable à l'opération.

Le speculum étant placé, et le col de la matrice mis à découvert, l'opérateur procède à l'introduction de cet instrument; il présente son extrémité utérine à l'ouverture du col, et la faitpénétrer en tournant. Lorsque cette extrémité est arrivée au fond de la matrice, le chirurgien presse sur la vis qui doit opérer le développement de ses branches dans l'intérieur même de l'organe [1]. Cela fait, il dirige

---

[1] La cavité du corps de la matrice est triangulaire, à base tournée en haut. L'instrument, lorsqu'il est développé, offre absolument la

les crochets de la seconde tige sur l'extrémité du museau de tanche ; il les fait pénétrer dans son tissu, en faisant monter la tige extérieure ; puis, attirant à lui la tige qui est armée de crochets, au moyen de l'anneau placé à sa partie inférieure, il opère ainsi la tension du col de l'organe sur son corps, qui, maintenu par les branches développées dans sa cavité, ne peut suivre la direction qui est imprimée au col. Quand on a obtenu le degré de tension voulu, on presse sur un ressort qui fixe à l'instant la tige et les crochets. Le col étant ainsi fixé et tendu, son tissu ne peut manquer d'être coupé avec une extrême facilité. L'instrument étant placé, un aide le saisit, et exerce sur lui une traction suffisante, pour que le col fasse une certaine saillie dans le *speculum*, et que tout ce qui est malade puisse être bien vu et facilement emporté.

---

même forme, de sorte que, remplissant exactement la cavité du corps de l'organe, il ne peut plus en sortir que l'on ne ramène les branches à la parallèle.

TROISIEME TEMPS DE L'OPERATION.

Introduction de l'utérotome, et section du col de la matrice.

Les branches qui composent cet instrument doivent être introduites l'une après l'autre ; mais on commence de préférence par celle qui s'articule en-dessous, afin qu'il soit plus facile de joindre cet instrument à celui qui fixe la matrice : l'opérateur, en introduisant ces branches, doit avoir soin de longer la paroi correspondante du *speculum* ; il s'assure ensuite des limites du mal et de l'endroit où doit porter l'instrument ; puis, pressant sur le manche de ce dernier, et lui imprimant un mouvement de rotation, il opère ainsi la division du col.

Il est averti que la section est complète par la rencontre des deux petites lames que présente le manche de l'utérotome, avec l'instrument qui fixe la matrice.

Ce dernier instrument est alors fermé et retiré en même temps que la portion du col qui a été séparée : on ôte ensuite le *speculum* ; on replace la malade dans son lit, et on s'occupe des soins consécutifs.

AVANTAGES

QUE PRÉSENTE LE NOUVEAU PROCÉDÉ

POUR L'AMPUTATION

DU COL DE LA MATRICE.

1° La forme du *speculum* adopté permet d'obtenir une dilatation régulière, et toujours aussi considérable qu'on le juge nécessaire : de là, une grande facilité pour la manœuvre de l'opération.

2° L'instrument qui fixe la matrice, prenant appui dans l'intérieur même de sa cavité, et conséquemment sur des parties saines, on évitera des douleurs à la malade, et on se mettra à l'abri de ces écoulements de sang plus ou moins considérables qui gènent l'opération en masquant les parties.

3° L'instrument qui fixe la matrice passant par le milieu de l'organe et par celui de l'utérotome, la section du col sera toujours perpendiculaire, et on ne sera plus exposé à ne couper qu'une partie de sa circonférence, lorsqu'on devait l'emporter tout entière. Cet accident arrive souvent lorsqu'on se sert des pinces de Museux, et qu'on saisit le col inégalement. Dans ces cas, en effet, on ne rend saillante, et on ne coupe que la partie qu'on a saisie ; les autres fuyant par l'espèce de bascule qu'éprouve la matrice, lorsqu'on vient à tirer sur elle.

4° La section du col pouvant être opérée dans l'intérieur du *speculum*, on évitera aux femmes les douleurs quelquefois très vives que causent les tractions qu'on est obligé d'exercer, pour attirer la matrice au niveau de la vulve.

Ces tractions n'étant plus nécessaires, on sera désormais à l'abri de ces déchirures qui arrivaient si souvent lorsque le col étant ramolli et devenu friable, on opérait sur lui les moindres tractions : ces déchirures obligeaient à saisir la matrice une seconde et même une troisième fois ; et dans quelque cas, on était obligé de renoncer à l'amputation pour avoir recours à l'application des caustiques, moyen qui offre bien moins de chances de succès.

5° En pratiquant la section du col dans l'intérieur du *speculum*, on ne sera plus exposé à blesser le vagin, non plus que le rectum : il existe des exemples de ces funestes lésions.

6° En pratiquant la section dans le *speculum*, on verra toujours parfaitement les limites du mal et l'endroit où doit porter la section.

7° En amputant avec l'*utérotome*, on emportera toujours complétement et d'un seul coup toute la partie malade.

EXPLICATION DE LA PLANCHE.

FIGURE Ire. Elle représente le *speculum uteri* fermé.
A. A. A. — Ses trois branches rapprochées.
B. — Le manche de l'instrument.
C. — La vis qui produit l'écartement de ses trois branches.

FIGURE IIme. Le *speculum* vu de face et ouvert.

FIGURE IIIme. Elle représente l'instrument qui sert à fixer le corps de la matrice et son col.
A. A. — Les branches qui se développent dans la cavité de l'organe.
B. B. — Ces mêmes branches lorsqu'elles sont développées.
C. C. — Une virole en bois, destinée à empêcher que le tranchant de l'*utérotome* ne porte sur le fer.
D. D. D. — Crochets servant à fixer et à tendre le col de la matrice.
E. E. E. E. — La tige au moyen de laquelle on ferme les crochets.
F. — Anneau servant à abaisser la tige et les crochets à l'aide desquels on opère la tension du col.
G. — Poignée pour tenir l'instrument.
H. — La vis à l'aide de laquelle on développe l'instrument dans la matrice.

FIGURE. IVme. L'*utérotome* articulé.
A. A. — Les croissants qui servent à couper le col de la matrice.
B. B. — L'articulation de l'instrument.
C. — L'ouverture par laquelle passe l'instrument qui fixe la matrice.
D. D. — Les lames qui touchent l'instrument qui fixe la matrice quand la section du col est complète.
E. E. — Le manche de l'instrument.

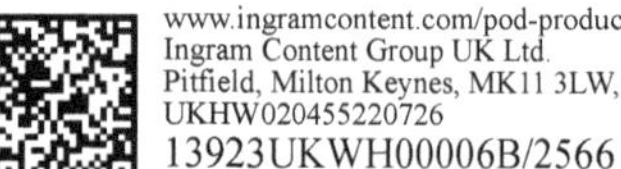

www.ingramcontent.com/pod-product-compliance
Ingram Content Group UK Ltd.
Pitfield, Milton Keynes, MK11 3LW, UK
UKHW020455220726
13923UKWH00006B/2566

9 782019 269975